Dieta Cetogênica

Receitas deliciosas e saudáveis para cozinhar em casa

com baixo teor de carboidratos, rápida e fácil,

para perda de peso e bem estar

(O guia exaustivo da dieta cetogênica)

I0146652

Raquel Domingues

ÍNDICE

Capítulo 1: Dieta Lowcarb: Um Guia Para Iniciantes

Uma dieta pobre em carboidratos é uma dieta que limita os alimentos com carboidratos – como alimentos com adição de açúcar, grãos, vegetais ricos em amido e frutas – e enfatiza alimentos ricos em proteínas e gorduras.

As dietas com baixo teor de carboidratos não são novidade e têm sido usadas na comunidade médica para uma variedade de propósitos há mais de um século.

Quais são os benefícios de uma dieta baixa em carboidratos? Com base em décadas de pesquisa, as dietas com baixo teor de carboidratos têm sido associadas a benefícios, incluindo:

perda de peso rápida

fome reduzida

melhor controle sobre insulina e açúcar no sangue

desempenho cognitivo aprimorado

menor risco de fatores de doença cardíaca

risco reduzido para certos tipos de câncer

Você pode estar se perguntando: como funcionam as dietas com pouco carboidrato? Por que me sinto melhor com uma dieta baixa em carboidratos?

O plano de dieta baixa em carboidratos é eficaz porque faz com que os estoques de glicose (açúcar) se esgotem rapidamente e, quando seu suprimento fica baixo o suficiente, seu corpo se transforma em gordura como combustível como fonte de backup seja gordura proveniente de sua dieta ou de sua dieta. própria gordura corporal armazenada.

Além disso, enquanto muitos de nós consumimos uma dieta rica em carboidratos e com baixo teor de gordura, repleta de alimentos processados, adição de açúcar e calorias extras, a dieta pobre em carboidratos elimina muitos desses ingredientes nocivos e enfatiza alimentos nutritivos. não duplicar

Quantos carboidratos em uma dieta baixa em carboidratos você deve comer?

Quantos carboidratos uma mulher deve comer diariamente para perder peso?

Embora essas quantidades possam variar um pouco, dependendo do tipo de plano de dieta com baixo teor de carboidratos que você segue, a maioria envolve restringir a ingestão de carboidratos a menos de 6 0% a 8 0% do total de calorias diárias.

Capítulo 2: Reduzir A Probabilidade De Desenvolver Diabetes Tipo

Além de nos ajudar a perder peso, esse processo de queima de gordura ajuda a regular a liberação de hormônios como a insulina, que desempenham um papel no desenvolvimento de diabetes e outros problemas de saúde. Quando consumimos carboidratos, a insulina é secretada em resposta ao aumento da glicose no sangue (um aumento na quantidade de açúcar circulando no sangue) e os níveis de insulina aumentam. A insulina é um "hormônio de armazenamento" que instrui as células a armazenar o máximo possível de energia disponível, inicialmente como glicogênio e posteriormente como gordura corporal.

A dieta cetogênica funciona eliminando carboidratos da sua ingestão diária e mantendo os estoques de carboidratos do corpo quase vazios, evitando assim que muita insulina seja liberada após o consumo de alimentos e criando níveis normais de açúcar no sangue. Isso pode ajudar a reverter a "resistência à insulina", que é o problema subjacente que contribui para os sintomas do diabetes. Em estudos, dietas com baixo teor de carboidratos mostraram benefícios para melhorar a pressão arterial, glicemia pósprandial e secreção de insulina.

Portanto, os diabéticos em uso de insulina devem entrar em contato com seu médico antes de iniciar uma dieta cetogênica, pois as dosagens de insulina podem precisar ser ajustadas.

capítulo 3: Reduzir o risco de doenças cardiovasculares

A dieta cetogênica pode reduzir os fatores de risco para doenças cardíacas, como colesterol alto e triglicerídeos. Apesar de seu alto teor de gordura, é improvável que a dieta cetogênica afete negativamente os níveis de colesterol. Além disso, pode reduzir os fatores de risco de doenças cardiovasculares, principalmente em indivíduos obesos.

Um estudo, por exemplo, descobriu que a adesão à dieta cetogênica e à lista de alimentos da dieta cetogênica por 28 semanas resultou na diminuição dos níveis de triglicerídeos, colesterol LDL e glicose no sangue em uma porcentagem significativa de pacientes, ao mesmo tempo em que aumentou o nível de HDL colesterol.

capítulo 4: Os equívocos mais perigosos da dieta cetogênica

Existem vários equívocos sobre dietas. Esta é a razão pela qual as pessoas não conseguem alcançar muito sucesso sustentável com dietas.

Vamos deixar uma coisa clara. Dietas funcionam. Se seu único objetivo é perder peso, qualquer dieta será suficiente. Contanto que você siga as instruções e o faça por um período de tempo suficiente, você obterá o resultado desejado.

A perda de peso não é o problema. A verdadeira questão é manter a perda de peso. Isso acontece repetidamente e repetidamente. Não importa o nome da dieta.

Não faz diferença em que ano estamos. Não faz diferença quantas pessoas estão entusiasmadas com um determinado sistema de perda de peso. Isso será para sempre um problema.

Tudo se resume à sustentabilidade e, infelizmente, se você acredita em certos equívocos sobre a dieta cetogênica, é apenas uma questão de tempo até recuperar todo esse peso.

A pior parte de tudo isso é que é tudo culpa sua. Não é culpa da dieta cetogênica. Está provado e comprovado. É ouro maciço. As pessoas juram por isso porque realmente funciona.

Se você está procurando uma maneira sustentável e poderosa de perder peso, não pode fazer nada melhor do que a dieta cetogênica. A questão é se você escolhe acreditar em certos equívocos que eventualmente prejudicam e sabotam seu sucesso com essa dieta.

Capítulo 5: Dieta Cetônica e Câncer

O câncer se transformou em uma doença grave em nossa sociedade moderna. Embora o câncer não tenha sido um fator importante antes do século 20 (existiu, é claro), nossa dieta moderna e estilo de vida sedentário fizeram do câncer a segunda causa básica de morte, com 2 600 americanos morrendo dessa doença todos os dias.

Parece que nossos corpos não reagem bem à exposição a toxinas comuns. Embora qualquer tratamento contra o câncer deva ser supervisionado por um médico, é prudente discutir a dieta cetogênica e como ela pode ajudar no tratamento desta doença.

Uma dieta cetogênica específica para o câncer pode conter até 90% de gordura. Há uma explicação válida para isso. Os médicos estão cientes de que as células cancerígenas se alimentam de açúcar e carboidratos. Isso contribui para o seu crescimento e multiplicação.

Como vimos, a dieta ceto reduz drasticamente o consumo de carboidratos e açúcar, pois nosso metabolismo é alterado. O que a dieta ceto faz, em essência, é remover o "alimento" no qual as células cancerosas se alimentam e as morre de fome. O resultado é que as células cancerosas podem morrer, multiplicarse a uma taxa mais lenta ou diminuir.

Outra razão pela qual uma dieta cetônica é capaz de desacelerar o crescimento das células cancerígenas é que, ao reduzir as calorias, as células cancerígenas têm menos energia para se desenvolver e crescer em primeiro lugar.

A insulina também ajuda as células a crescerem. Desde que a dieta cetônica reduz o nível de insulina, ela diminui o crescimento de células tumorais. Quando na dieta cetônica, o corpo produz cetonas. Enquanto o corpo é alimentado por cetonas, as células cancerígenas não são.

Portanto, um estado de cetose pode ajudar a reduzir o tamanho e o crescimento das células cancerígenas. Um estudo monitorou o crescimento de tumores em pacientes que sofrem de câncer do trato digestivo. Dos pacientes que receberam uma dieta rica em carboidratos, os tumores apresentaram um crescimento de 6 2,2%.

Pacientes em dieta ceto apresentaram um crescimento de 28 ,6 % em seu tumor. A diferença é bastante significativa. Outro estudo envolveu cinco pacientes que combinaram quimioterapia com dieta ceto. Três desses pacientes entraram em remissão. Dois pacientes viram uma progressão da doença quando saíram da dieta cetônica. Mais estudos são necessários, mas esses números são encorajadores.

capítulo 6: Durma do lado esquerdo

Se você sentir azia noturna, dormir do lado esquerdo pode ser a solução. A maioria das pessoas que sofrem de azia relata que seus sintomas pioram à noite durante o sono.

Dormir sobre o lado esquerdo é uma maneira eficaz de prevenir a azia porque posiciona o estômago de forma que o ácido fique no fundo do estômago, em vez de voltado para o esôfago.

Plano de ação

Pode ser difícil mudar seus hábitos de sono, mas com alguma paciência você pode

coloque isso em ação: Comece dormindo em uma posição que seja confortável para você,

Seja ele qual for.

Quando você começar a se sentir à beira de adormecer, vire para o lado esquerdo.

Coloque uma bola de tênis nas costas e nos lados direito de sua camisa para incentivar

ficar no seu slide esquerdo à noite.

Coloque travesseiros atrás de você para evitar movimento durante a noite.

Enquanto você não está 2 00% no controle de sua posição de sono quando está sonhando,

essas etapas podem ajudar a incentiválo a ficar do lado esquerdo.

Batatas enroladas no bacon

Ingredientes:

2 colher de chá de alecrim picado

2 colher de sopa de azeite

2 colher de chá de páprica defumada

1 lb. Mini batatas

14 onças. bacon cortado grosso

Pimenta do reino fresca

Sal moído fresco

Instruções:

1. Lave, seque e pique as batatas em cubos de 1-5 cm.
2. Coloque as batatas em uma panela de tamanho médio com água fervente com sal.

3. Cozinhe as batatas por 60 a 70 minutos.
4. Enquanto isso, préaqueça o forno a 450F e forre a assadeira com papel manteiga.
5. Escorra as batatas e coloque em uma tigela.
6. Tempere com sal e pimenta. Adicione o alecrim, a páprica defumada e o azeite.
7. Misture para combinar, até que as batatas estejam uniformemente revestidas.
8. Corte as fatias de bacon ao meio e enrole as batatas.
9. Prenda com palito de dente.
10. Disponha na assadeira e leve ao forno por 25 a 30 minutos.
11. Vire do outro lado e cozinhe por mais 25 a 30 minutos.
12. Remover palitos de dente
13. antes de servir.

Bolo Bundt de Mirtilo e Limão

Ingredientes

¼ xícara de xarope de bordo puro

4 colheres de chá de extrato de baunilha puro

6 ovos grandes

4 xícaras de mirtilos, frescos ou congelados 4 xícaras de farinha de trigo

2 xícara de farinha de trigo integral

3 colher de chá de fermento em pó

1 colher de chá de bicarbonato de sódio

1 colher de chá de sal kosher

2 xícara de iogurte grego natural e desnatado

2 limão, raspado e espremido

¼ xícara de azeite de sabor leve

Instruções

1. Préaqueça o forno a 350 graus F. Pulverize generosamente uma forma de bundt padrão com spray de cozinha antiaderente e reserve.
2. Em uma tigela grande, misture a farinha de trigo, a farinha de trigo integral, o fermento, o bicarbonato de sódio e o sal. Bata até ficar homogêneo.
3. Em uma tigela separada, misture o iogurte, as raspas e o suco de limão, o azeite, o xarope de bordo, a baunilha e os ovos.
4. Faça um buraco no centro da mistura de farinha e adicione os ingredientes molhados.
5. Misture delicadamente até ficar apenas umedecido.
6. Adicione os mirtilos e mexa o menos possível.

21

7. Despeje a massa na forma untada e leve ao forno préaquecido até dourar, cerca de 80 a 90 minutos.

8. Deixe esfriar completamente antes de servir.

Lombinho de Porco Frito

INGREDIENTES

- Sal e pimenta a gosto
- 2 colher de sopa de óleo de coco
- 2 kg de lombo de porco

INSTRUÇÕES

1. Corte o lombo de porco de 2 kg ao meio.
2. Coloque 1-5 colher de sopa de óleo de coco em uma frigideira em fogo médio
3. aquecer.
4. Depois que o óleo de coco derreter, coloque os 4 pedaços de lombo de porco em
5. a panela.
6. Deixe a carne de porco cozinhar de lado. Assim que esse lado estiver cozido, vire
7. usando pinças para cozinhar os outros lados.
8. Continue virando e cozinhando até

9. a carne de porco parece cozida por todos os lados.

10.   Cozinhe todos os lados da carne de porco até que o termômetro de carne mostre um

11.   temperatura interna um pouco abaixo de 450 F (66 C).

12.   A carne de porco continuará cozinhando um pouco depois de ser retirada da panela.

13.   Deixe a carne de porco descansar por alguns minutos e depois corte em pedaços de 20 cm de espessura

14.   fatias com uma faca afiada.

carne de porco desfiada

Ingredientes:

2 Colher de Sopa. Pimenta preta da terra

2 Colher de Sopa. orégano seco

2 Colher de Sopa. pimenta branca moída

4 colheres de chá. Pimentacaiena

Molho de churrasco Beasty

8 libras de ombro de porco com osso

8 colheres de sopa. páprica defumada

4 colheres de sopa. sal marinho

4 colheres de sopa. Pimenta em pó

4 colheres de sopa. cominho em pó

Processo:

1. Para fazer o rub, misture todos os ingredientes, exceto a paleta de porco e o churrasco

2. molho em uma tigela pequena.
3. Massageie o tempero em toda a carne em todas as fendas que encontrar.

4. Firmemente,
5. embrulhe o assado em filme plástico e leve à geladeira por pelo menos 5-10 horas, mas até
6. a 6   dias.Desembrulhe o assado e coloqueo na panela de barro.
7. Adicione 1/2   xícara de água e vire
8. a panela de barro em baixo.
9. Cozinhe por 10 a 15   horas, até que a carne esteja macia.
10.   Transfira o assado para uma tábua e descarte todo o líquido da panela de barro.
11.   Separe a carne rasgandoa em tiras finas com dois garfos ou com
12.   dedos.
13.   Coloque toda a carne desfiada de volta na panela de barro e misture com um lote cheio de

14. Molho de churrasco Beasty. Aqueça em fogo baixo por 100 a 110 minutos ou até ficar quente.
15. Sirva e aproveite.

Merengue

Ingredientes

10 colheres de leite em pó desnatado

16 colheres de sopa de adoçante

6 claras de ovo grandes

2 colher de sopa de sal de chifre,

1. Bata as claras levemente com uma batedeira. Peneire o sal de chifre uma pitada de cada vez e continue batendo até que a massa fique grossa.
2. Adicione o leite em pó seco e o adoçante aos poucos.

3. Bata as claras até ficarem firmes, para que fiquem firmes, de modo que se possa virar a tigela de cabeça para baixo sem que ela derrame.

4. Clique na mistura de merengue em 15-20 picos grandes em papel manteiga em um prato.

5. Asse em fogo bem baixo. 200 graus Celsius por 2 horas. Deixe esfriar.

Chips de abacate

Ingredientes

- 1 colher de chá. pó de alho
- 1 colher de chá. tempero italiano
- sal Kosher
- Pimenta preta moída na hora
- 2 abacate grande maduro
- 1/2 xícara de parmesão fresco ralado
- 2 colher de chá. suco de limão

Instruções

Préaqueça o forno a 350 graus Fahrenheit.

Forre duas assadeiras grandes com papel manteiga.

Amasse o abacate com um garfo até ficar homogêneo em uma tigela de tamanho médio.

Adicione parmesão, suco de limão, alho em pó e tempero italiano à mistura de purê de abacate.

Tempere com sal e pimenta.

Coloque grandes colheres de abacate do tamanho de uma colher de chá na assadeira.

Deixe cerca de 5-10 centímetros de distância entre cada colher.

Achate cada colher para que tenha cerca de 5-10 polegadas de largura.

31

Você pode usar as costas de uma colher ou um copo medidor para fazer isso.

Asse por cerca de 60 minutos, ou até ficarem crocantes e dourados.

Deixe esfriar e sirva em temperatura ambiente.

Cereal Quente Enriquecido com Bagas

- 4 colheres de chá de linhaça
- 4 colheres de sopa de mel
- 1 xícara de mirtilos frescos
- 1 xícara de framboesas frescas
- 2 xícara de leite desnatado
- 8 xícaras de água
- 1 colher de chá de sal
- 4 xícaras de aveia integral em flocos
- 1 xícara de nozes picadas

1. Em uma panela média, leve a água para ferver em fogo alto e adicione o
2. sal.
3. Junte a aveia, as nozes e a linhaça, depois reduza o fogo para baixo e tampe.

4. Cozinhe por 35 a 40 minutos, ou até que a aveia atinja o ponto desejado.
5. consistência.
6. Divida a aveia entre 5-10 tigelas fundas e cubra cada uma com 4 colheres de sopa de
7. tanto mirtilos como framboesas. Adicione ¼ de xícara de leite em cada tigela e sirva.

Nuggets de Queijo de Brócolis
Saudáveis

Ingredientes:

1/2 xícara de farinha de amêndoa

1/7 colher de chá de sal

4 claras de ovo

2 xícara de queijo cheddar, ralado

4 xícaras de floretes de brócolis

Instruções:

1. Préaqueça o forno a 350 F.
2. Pulverize uma assadeira com spray de cozinha e reserve.
3. Usando o espremedor, quebre os floretes de brócolis em pedaços pequenos.
4. Adicione os ingredientes restantes ao brócolis e misture bem.
5. Coloque 35 a 40 colheres na assadeira e pressione levemente em forma de pepita.
6. Asse em forno préaquecido por 35 a 40 minutos.
7. Sirva e aproveite.

Sopa Keto com Frango Enchilada

INGREDIENTES:

1 limão médio, espremido

6 colheres de sopa de azeite

6 talos de aipo, em cubos

2 pimentão vermelho médio, picado

4 colheres de chá de alho, picado

8 xícaras de caldo de galinha

2 xícara de tomate em cubos

16 onças. Requeijão cremoso

12 onças. Frango, desfiado

4 colheres de chá de cominho

2 colher de chá de orégano

2 colher de chá de pimenta em pó

1 colher de chá de pimenta caiena

1 xícara de coentro, picado

INSTRUÇÕES:

1. Em uma panela aqueça o óleo e adicione o aipo e a pimenta.
2. Quando o aipo estiver macio, adicione os tomates
3. e deixe cozinhar por 40 a 45 minutos.
4. Adicione os temperos à frigideira e mexa bem.
5. Adicione o caldo de galinha e o coentro, deixe ferver e depois abaixe para baixo para
6. ferva por 35 a 40 minutos.
7. Em seguida, adicione o cream cheese e deixe ferver novamente.
8. Assim que ferver, abaixe o fogo para
9. baixo e cozinhe por 25 a 30 minutos.
10. Desfie o frango e adicione à panela, depois esprema 1 limão por cima.
11. Misture tudo.

12.   Sirva com uma pitada adicional de coentro, queijo ralado ou creme de leite!

Omelete com ervas e salmão fumado

Ingredientes:

- 4 colheres de sopa. cebola picada 8 fatias de tomate muito finas
- 4 salmão defumado cortado
- 2 colher de chá. alcaparras
- 4 colheres de sopa. manteiga 41 ovos batidos
- 2 colher de chá. estragão
- 2 colher de chá de tomilho Sal e pimenta a gosto
- 2 colher de sopa. Manteiga

Instruções:

1. Bata os ovos e adicione o estragão, tomilho, sal e pimenta.

2. Derreta a manteiga em uma frigideira e adicione os ovos batidos e as cebolas picadas.

3. Cozinhe por 50 a 60 minutos, até que os ovos comecem a endurecer.

4. Transfira a omelete para um prato e cubra com as fatias de tomate e salmão.

5. Polvilhe com alcaparras.

Super Shake

- 1 quilo de beterraba

- 1 libra de cenouras

- 1 libra de aipo

- 2 cabeça de alho, descascada

- 1 quilo de repolho

- 1 libra de folhas de couve

1. Processe o alho, o repolho e a couve em um espremedor, depois a beterraba e a cenoura,
2. seguido pelo aipo.
3. Mexa bem para combinar.
4. Se estiver usando um liquidificador, basta adicionar tudo
5. os ingredientes e bata até ficar homogêneo.
6. Rendimento: cerca de 40 onças

7. Você sabia? Consumir muitos antioxidantes é extremamente

8. importante, mas se você não beber água suficiente para liberar

9. radicais, toxinas e doenças do seu corpo, os antioxidantes

10. não pode efetivamente protegêlo!

Pimentos recheados

Ingredientes:

20 oz de queijo parmesão

4 onças. Requeijão cremoso

2 ovo

4 ovos de codorna

4 pimentões verdes

2 cebola pequena

4 Links de Salsicha

Instruções

Comece removendo a pele da linguiça e cozinhando a linguiça em

desmorona

Corte a parte de cima dos pimentões e retire as sementes

Pique a parte de cima dos pimentões

46

Pique as cebolas e cozinhe os pimentões e as cebolas

Pique o queijo parmesão em pedaços pequenos

Misture o pimentão, a cebola, o queijo, a linguiça e o cream cheese

Recheie os pimentões com o recheio e finalize com um ovo de codorna

Cozinhe por 35 a 40 minutos

Ensopado irlandês

Ingredientes • Pimenta preta da terra

• 2 bouquet garni • 4 batatasdoces picadas

• 2 maço de salsa picada

• 2 maço de cebolinha

• 4 cebolas picadas

• 4 colheres de sopa. óleo de coco

• 2 ramo de tomilho seco

• 1-5 libras de carne picada de pescoço de cordeiro

• 12 cenouras picadas

• 4 colheres de sopa. arroz castanho

• 10 xícaras de caldo de galinha

• Sal

Instruções

1. Cozinhe as cebolas no óleo de coco em fogo médio até ficarem macias. Adicionar
2. tomilho seco e o cordeiro e mexa. Adicione o arroz integral, a cenoura e
3. caldo de galinha.
4. Adicione sal, pimenta e bouquet garni. Cubra e cozinhe em
5. fogo baixo por 2-2 ½ horas. Coloque as batatasdoces por cima do ensopado e cozinhe
6. por 60 minutos até que a carne esteja desmanchando.
7. Decore com salsa e cebolinha.

8 0Ovo de Abacate Assado

Ingredientes:

1/2   colher de chá de flocos de /pimenta vermelha

1/2   colher de chá de pimenta preta moída

1/2   colher de chá de sal

6   abacates cortados ao meio e sem sementes

4 colheres de sopa de cebolinha fresca, picada

12 ovos grandes

Instruções:

1. Préaqueça o forno a 450 F.
2. Pulverize uma assadeira com spray de cozinha e reserve.
3. Retire cerca de 4 colheres de sopa de polpa de abacate para criar um pequeno buraco no centro
4. cada abacate.
5. Quebre delicadamente 2 ovo no buraco do abacate.
6. Tempere com flocos de pimenta vermelha, pimenta e sal.
7. Repita o mesmo com o abacate e o ovo restantes.
8. Coloque o ovo de abacate preparado na assadeira e asse em forno préaquecido por
9. 35 a 40 minutos ou até que a clara do ovo esteja firme.
10. Decore com cebolinha picada e sirva.

Frango agridoce

Ingredientes

2 colher de sopa de alho, picado

2 colher de chá de gengibre fresco, picado

1/2 xícara de castanha de caju, picada

16 onças pode pedaços de abacaxi com suco

4 colheres de sopa de molho de soja

2 colher de azeite

Sal marinho e pimenta preta moída na hora a gosto

2 libra de peito de frango sem pele e desossado, cortado em pedaços de 4 "

1 xícara de pimentão vermelho, picado

1 xícara de pimentão verde, picado

1 xícara de cebola, picada

1 xícara de aipo, picado

2 colher de mel

4 colheres de farinha de coco

Preparação

1. Aqueça o azeite em uma frigideira grande em fogo médioalto.
2. Adicionar
3. frango, pimentão vermelho e verde, aipo, cebola, alho e
4. ruivo. Refogue por 60 minutos e reserve. Escorra o abacaxi,
5. mas reserve 1 xícara de suco. Adicione o abacaxi na frigideira
6. e cozinhe por 10 minutos.
7. Misture o restante do abacaxi
8. suco, molho de soja, mel e farinha de coco em uma tigela
9. e bata até ficar homogêneo.
10.   Adicione a mistura na frigideira e cozinhe
11.   por mais 60 minutos, ou até que o frango esteja cozido
12.   Através dos.

13.   Cubra com castanhas de caju. Sal e pimenta a gosto.

Café e vinho tinto adicionados ao ensopado de carne

Ingredientes

2 Cebola Média

6 colheres de sopa. Óleo de côco

4 colheres de sopa. alcaparras

4 colheres de chá. Alho

10-15 libras de carne ensopada

6 xícaras de café

2 xícara de caldo de carne

2 1 xícara de cogumelos

1/2 xícara de vinho tinto (Merlot)

Instruções

1. Corte em cubos toda a carne cozida e, em seguida, corte em fatias finas as cebolas e os cogumelos.
2. Traga 6 colheres de sopa. óleo de coco até o ponto de fumar em uma panela no fogão.
3. Tempere a carne com sal e pimenta e doure tudo em pequenas
4. lotes, certificandose de que a panela não está superlotada.
5. Depois que toda a carne estiver dourada, cozinhe as cebolas, os cogumelos e o alho em
6. a gordura restante na panela. Faça isso até que as cebolas fiquem translúcidas.
7. Adicione café, caldo de carne, vinho tinto e alcaparras aos legumes e

8. mexa esta mistura.

9. Adicione a carne à mistura, deixe ferver e reduza o fogo para baixo.
10. Cubra e cozinhe por 4 horas.

Milk-shake de Manteiga de Amendoim e Caramelo

4 colheres de sopa. Torani caramelo salgado sem açúcar

½ colher de chá. goma xantana, para engrossar smoothie

2 colher de sopa. óleo MCT

2 xícara de cubos de gelo

2 xícara de leite de coco, sem açúcar

4 colheres de sopa. manteiga de amendoim natural

Tudo que você faz:

1. Adicione todos os ingredientes no liquidificador e bata até ficar homogêneo.

Sopa Grega De Limão

Ingredientes

2 litro de caldo de galinha

Sal e pimenta a gosto

4 ovos

Suco de 2 limão fresco

8   colheres de sopa de salsa fresca para decorar

4 colheres de chá de azeite

4 dentes de alho picados

2 colher de chá Splenda

8 rodelas de limão para decorar

1. Aqueça o óleo em uma chaleira grande em fogo médio.
2. Refogue o alho. Adicionar
3. Splenda, caldo, sal e pimenta.

4. Em uma tigela grande, bata os ovos e o suco de limão até ficar bem misturado e claro
5. na cor. Retire a sopa do fogão para deixar arrefecer um pouco.
6. Bata a mistura de ovos constantemente, despeje lentamente 2 xícara de ovo na
7. sopa. Bata até ficar bem homogêneo. Adicione o restante do ovo, lentamente, misturando
8. constantemente.
9. Sirva imediatamente e decore com salsa e rodelas de limão.

pimentão de peru

INGREDIENTES

2 lata de extrato de tomate

4 colheres de sopa de pimenta em pó (opcional)

2 colher de chá de orégano

2 colher de cominho

2 colher de alho em pó

Sal e pimenta a gosto

1-5 kg de carne moída ou peru

2 pimentão verde, bem picado

2 jalapeño, sem sementes e finamente picado

4 dentes de alho, picados

2   lata de tomate com pimentão verde,
não escorrido

2 lata de molho de tomate

2 caixa de caldo de carne

INSTRUÇÕES

1. Peru marrom, jalapeno e alho em fogo médio em uma panela de tamanho médio ou forno holandês .
2. Escorra qualquer gordura.
3. Adicione os ingredientes restantes e mexa bem.
4. Deixe o pimentão ferver em fogo médiobaixo descoberto por aproximadamente 60 minutos até que o suco de tomate reduza e engrosse.

Bombas de gordura de coco e limão

Ingredientes

2 colher de sopa de extrato de limão puro

Adoçante natural de sua preferência, a gosto 1/2 xícara de manteiga

1/2 xícara de coco ralado, sem açúcar,

2 xícara de cream cheese

Preparação

1. Em uma tigela, misture o cream cheese, o adoçante natural e o extrato de limão.
2. Misture bem todos os ingredientes com a colher de mistura. Coloque a tigela na geladeira
3. por 35 a 40 minutos.
4. Em uma tigela coloque o coco ralado sem açúcar. Enrole a massa de limão em 30
5. bolas iguais.
6. Mergulhe cada bola no coco e coloque em uma travessa. Leve à geladeira por 6 8
7. horas pelo menos. Servir.